ESSAI

D'ANALYSE COMPARATIVE

SUR LES PRINCIPAUX

CARACTÉRES ORGANIQUES ET PHYSIOLOGIQUES

DE L'INTELLIGENCE

ET

DE L'INSTINCT;

Par L. CHIAVERINI,

DU COLLÉGE DE NAPLES, PROFESSEUR DE MÉDECINE;

Membre de la Société Royale Académique des Sciences ; de celle de
Médecine, et de l'Athénée de Médecine, de Paris.

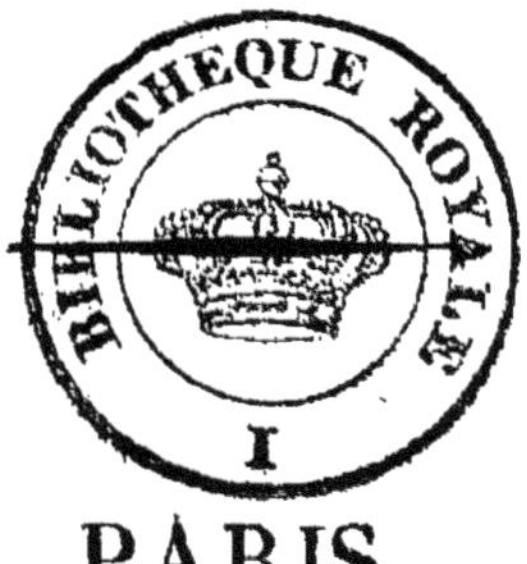

PARIS,

ADRIEN ÉGRON, Imprimeur, rue des Noyers n° 37;
GABON, Libraire, place de l'Ecole de Médecine n° 2.

1815.

PRÉFACE.

DEPUIS que la raison humaine, affranchie des présomptions
de l'autorité, et désabusée des artifices des sophismes, et
des prestiges de l'imagination, a désavoué l'innéité des idées;
et depuis qu'on a commencé à examiner les ressorts mécani-
ques et la progression empirique de la pensée, la Psycholo-
gie a établi avec la Médecine, l'Idéologie, et la Législation
même, une communication de principes sûrs, et d'utiles ap-
plications. Ainsi, une analyse comparative des caractères
organiques et physiologiques de l'intelligence et de l'instinct
pourrait maintenant promettre tout à la fois de l'intérêt et
de l'agrément.

J'ai pris à tâche d'essayer cette thèse. Je sens bien que je
suis encore exotérique en Histoire naturelle; et qu'en écri-
vant en France, *j'apporte de la poterie à Samos ;* mais je
ne puis pas résister au devoir d'offrir un hommage aux illus-
tres Académies qui m'ont fait l'honneur d'inscrire mon nom.

On a beaucoup écrit sur l'Instinct; mais on l'a fait ou
dans des vues purement ascétiques, ou dans un esprit
tout-à-fait métaphysique. Il fallait cependant rapprocher
des conditions et des phases de l'organisation animale les
phénomènes intellectuels et instinctifs, pour en définir les
caractères essentiels, et pour apercevoir les nuances et le
progrès de leurs rapports réciproques. Les recherches des
Zoonomistes et les spéculations des Idéologistes modernes,
ont accumulé déjà des matériaux, et ont tracé le dessein de
cette branche de l'Anthropologie. Je ne fais maintenant que
profiter de leurs travaux, pour en déduire des principes
capables de m'éclairer dans cet objet, sur lequel je trouve
encore du vague et du dissentiment.

D'après cela, je n'ai pas la vaine ambition de rechercher la nature de l'âme, ni le procédé intime de ses fonctions : cette question n'est point de mon ressort. Je me borne ici à considérer en général les organes de l'âme, et leur influence sur les opérations de celle-ci.

On convient aujourd'hui, que les progrès de la Science Psychologique nécessitent la rectification de son technicisme. Je n'ose porter la main à une néologie scientifique, qui exige une grande pénétration, habileté, et justesse de l'esprit ; mais je ne puis m'empêcher de me permettre une modification de quelques termes, pour exprimer la distinction d'idées, que je crois puisée dans les faits ; et pour éloigner, autant que possible, l'amphibologie. Je soumets à la critique cette modification de mots, loin de vouloir en imposer l'acceptation. J'ai écrit avec concision, afin qu'on puisse, sans détours et sans illusion, saisir le vrai ou le faux des énonciations, pour les admettre ou les rejeter. On ne doit pas s'attendre à un luxe d'éloquence dans un ouvrage du genre didactique ; et comme il m'a fallu écrire dans une langue qui ne m'est pas assez familière, il m'a été difficile de traduire mes idées avec précision et élégance.

Je divise ce Mémoire en trois chapitres : dans le premier, je rappelle les principaux reliefs anatomiques du système nerveux et des organes des sens ; je considère, dans le second, les fonctions principales et la progression de l'intelligence chez l'homme ; dans le troisième, je fais une analyse sommaire des traits anatomiques et physiologiques de l'intelligence et de l'instinct dans la série des différentes classes d'animaux, afin d'observer s'il y a des lignes de démarcation, ou bien des points de contiguïté, ou de transition dans leurs facultés.

ESSAI
D'ANALYSE COMPARATIVE

DES

CARACTÈRES ORGANIQUES ET PHYSIOLOGIQUES DE L'IN-
TELLIGENCE ET DE L'INSTINCT.

CHAPITRE PREMIER.

§ Ier. POUR procéder avec ordre et précision, autant qu'il m'est possible, dans l'exposition de ces recherches, et afin de nous entendre, je dois faire précéder quelques données anatomiques, d'ailleurs bien connues; et je dois fixer certaines significations physiologiques qui me semblent encore capables d'entretenir l'ambiguïté et l'indécision dans nos raisonnemens. Je débute donc par des autorités, non du Péripate, mais de deux grands analystes des organes et de la progression de la pensée. « On pourrait penser, d'après cela, qu'au fond toutes les parties du système nerveux sont homogènes et susceptibles d'un certain nombre de fonctions semblables, à peu près comme les fragmens d'un grand aimant que l'on brise deviennent chacun un aimant plus petit, qui a ses pôles et son courant; et que ce sont des circonstances accessoires seulement, et la complication des fonctions que ces parties ont à remplir dans les animaux très-élevés, qui rendent leur concours nécessaire, et qui font que chacune d'elles a une destination particulière (1) » — « Le jugement, la réflexion, les passions, toutes les facultés de l'âme ne sont que la sensation transformée (2). »

§. II. Avant de tirer le parti que je me propose des citations précédentes, il faut présenter une idée, descriptive au

____

(1) Cuvier, *Leçons d'Anat. comparée.*
(2) Condillac, *Art de Penser.*

moins, sinon définitive, des mots sensibilité et sensation,
pour commencer à éloigner l'équivoque et les contestations.
Une altération quelconque excitée sur une partie d'un animal vivant vertébré, par exemple, se communique instanta-
nément à toutes les autres parties du corps, et se concentre
au cerveau plus qu'ailleurs ; d'où résulte un changement
subit dans l'état et dans l'ordre actuel des fonctions de
l'âme ; ce qui quelquefois détermine des mouvemens volontaires. Cette faculté ou propriété de recevoir et de concevoir immédiatement des excitations plus ou moins locales,
et de les propager rapidement à tout le reste du corps, de
l'accumuler dans le cerveau, et d'en occasionner des mouvemens musculaires, appartient exclusivement au système
nerveux, et se manifeste d'une manière éminente dans les
animaux nerveux. Elle a été nommée en général sensibilité,
excitabilité nerveuse.

A. Ces vérités ($ Ier$) déjà posées, on peut modifier un
même terme général, pour exprimer les modifications principales d'une même propriété et d'une même fonction, communes et primitives. Ainsi 1. l'excitabilité du système nerveux, jusqu'à présent dite indistinctement sensibilité ($ II$),
je l'appelle *sensilité* ; la fonction générale de la sensilité,
sens ; lui - même système *sensile*. Donc la sensilité et le
sens sont la propriété et la fonction fondamentale et générale du système nerveux. — 2. La sensilité des organes,
dans lesquels les extrémités des nerfs subissent une modification spécifique, je l'appelle proprement *sensibilité* ; sa
fonction locale, *sension* ou impression ; l'organe même,
sensible. Le mot sensibilité donc n'exprime que la sensilité spécifique ou modifiée des organes des sens. — 3. Je
nomme *sensitivité* la sensilité spécifique ou modifiée du cerveau ; sa fonction proprement, *sensation* ; l'organe même,
sensorium, et son adjectif, *sensitif.* Donc, par le mot
sensation on peut désigner le sens spécifique composé
et central du sensorium. — 4. La sensilité spécifique des
viscères et d'autres organes influencés immédiatement par
le système du nerf trisplanchnique, je l'appelle *sensualité :*
elle est la base des appétits fondamentaux.

B. — 1. D'après cette signification, la sensation proprement dite n'appartient pas aux animaux acéphales (1), et bien moins aux plantes. — 2. Puisque le sensorium rapporte l'origine de la sensation à l'organe qui a reçu l'impression, le terme sensibilité, accordé aux organes qui recevant l'impression excitent la sensation, peut signifier ici la capacité d'être senti, comme Buisson l'a remarqué. — 3. Le terme général sensilité peut mieux indiquer la faculté commune et fondamentale du système nerveux ; tandis que le mot susceptibilité est trop universel, applicable même aux corps inorganiques : celui d'excitabilité est commun à toutes les parties des êtres vivans.

C. Comme les termes sensible et insensible, à l'égard de la contractilité, etc., donnent désormais une idée équivoque, incompatible avec la rigueur de la philosophie physiologique, on peut changer le nom composé de contractilité insensible avec celui de *tonicité* ou ton ; et ceux de contractilité et de contraction sensible avec ceux de *contractilité*, et de *contraction* simplement. Pour éviter le même inconvénient, on peut substituer au terme de contractilité et contraction animale, celui de contractilité et contraction *volontaire* ; et à celui d'organique celui d'*automatique*. Ainsi, je préfère le terme simple *sensation* à celui composé de sensation animale, et celui de *sens* à celui de sensation organique : enfin je crois plus propre d'adopter les mots vie *automatique*, et vie *sensitive*, plutôt que ceux d'organique et d'animale.

§ III. Toutes les parties de l'organisme possèdent la disposition organique à concevoir, immédiatement ou par communication, un mouvement ou excitation toute propre, à l'occasion d'un contact ou application d'un stimulus : cette disposition organique s'appelle en général *excitabilité*. Elle est l'expression immédiate du ton organique, ou tonicité, c'est-à-dire, une espèce de densité ou attraction organique entre les élémens des fibres, et soutenue par le courant galvanique. Cette tonicité ou excitabilité est très obtuse dans

---

(1) J'entends par animaux acéphales ceux qui n'ont pas de cerveau ; et par céphalés, ceux qui ont un cerveau.

les os, les cartilages, peu à peu avancée dans les parties
molles en général, et enfin elle est la plus exaltée, la plus
visible et la plus énergique dans les fibres musculaires, et
la plus prompte et la plus délicate dans les nerfs. Ainsi, les
nerfs sont le plus promptement, les muscles le plus fortement
excitables ; tandis que les os, les cartilages, etc. le sont très-
peu. Ainsi, la tonicité est la propriété fondamentale de tous
les organes élémentaires et primitifs de l'organisme : le degré le plus manifeste et énergique de la tonicité est la contractilité (ou irritabilité) : elle est l'expression générale et
radicale de la vitalité inhérente à chaque fibre élémentaire
de l'organisme ; tandis que le degré infiniment petit de la
tonicité dans les os, les ongles, les cornes, les dents, les
coquilles, etc. se rapproche de la dureté des phosphates,
des carbonates, etc, calcaires bruts.

A. L'excitabilité générale se trouve modifiée dans les
parties différentes de l'animal ; et cette modification tient à
la composition chimique et à la disposition physique des parties mêmes.

§ IV. Il est certain que les nerfs entretiennent une communication d'énergie, une diffusion d'excitabilité entre tous
les organes de l'animal. On ne peut désavouer ni méconnaître la présence et les effets du galvanisme, qui affecte un
fond d'analogie incontestable avec l'électricité générale, dont
le galvanisme semble une modification travaillée dans l'animal même. On connaît déjà la propriété éminemment anagalvanique de la substance nerveuse. C'est donc le fluide
nerveux ou galvanique, qui soutient le ton organique ou
excitabilité. Cette électricité animale semble se répandre à
l'aide de la substance du système nerveux ; ces ganglions en
général, et en particulier la substance grise du système nerveux, semblent en être les élaborateurs, les condensateurs,
les réservoirs, les conducteurs immédiats. Le prof. Geoffroi
S. Hil. a démontré que la partie essentielle des organes ou
batteries électriques de la torpille, du gymnote engourdis-
sant, du silure trembleur, est toujours le concours d'un
nerf quelconque bien développé (1).

---

(1) Si même, selon Jacobson, dans la raie cet appareil est un organe

A. Comme la diffusion paisible du galvanisme ou de la force nerveuse produit ou soutient la tonicité, et comme un excès de galvanisme dirigé sur quelque série de muscles produit le mouvement volontaire ; il est plausible d'envisager la contraction musculaire comme un excès plus ou moins temporaire du ton musculaire; et celui-ci comme l'élément de la contraction musculaire.

B. On sait que la contraction musculaire en général n'a besoin que de la continuité de la substance et de la propriété anagalvanique ou conductrice des nerfs, pour en recevoir l'action tonique et contractile (*A.*); tandis que l'intégrité du mécanisme des sensations nécessite aussi l'intégrité de l'organisme intime des nerfs : car si l'on coupe et si l'on fait réunir et cicatriser les deux bouts d'un nerf qui se porte seul à quelque muscle volontaire, celui-ci conserve ou acquiert de nouveau la faculté contractile jusqu'à un certain point, mais il ne recouvre pas sa sensibilité.

§ V. Tous les phénomènes des corps vivans se décomposent en deux fonctions radicales, savoir, sens et mouvement : les propriétés communes et élémentaires correspondantes sont la sensilité et la contractilité; et celles-ci sont inhérentes, la première au système nerveux, la seconde aux fibres musculaires, quels que soient leurs rapports d'influence et de dépendance réciproques. La contraction et la turgescence, ou le relâchement, sont les formes radicales et communes de tout mouvement organique, c'est-à-dire, des fibres élémentaires dont le mouvement ne peut être que contraction et relâchement ou turgescence : c'est un phénomène de chimie vitale. Les formes secondaires et spécifiques du mouvement de chaque organe compliqué, tiennent à la forme extérieure, à la direction, à la complexion, etc. des fibres composantes : c'est un procédé de la mécanique animale.

A. Si l'on remarque des phénomènes semblables de sens

---

du toucher, il n'en est pas moins un organe électrique : il peut avoir la faculté électrique également et la sensible. Tous les appareils des sens sont peut-être aussi des appareils galvaniques. Cette idée, originaire du célèbre Pr. N. Andria, sera développée ailleurs.

et de contraction dans les animaux sans système nerveux et
musculaire apparens, et si on les entrevoit même jusque dans
les plantes, on doit supposer que ces êtres ont des systèmes
sensile et contractile tout particuliers : donc ils peuvent
jouir d'une sensilité et d'une irritabilité ou contractilité quel-
conques toutes propres; et ainsi ils peuvent sentir d'une
manière spéciale; comme ils jouissent d'un mode de circulation et de respiration tout particulier, par des systèmes cir-
culatoires et respiratoires tout différens de ceux des animaux. Il n'est donc pas nécessaire, ou plutôt il n'est pas
possible ni régulier qu'ils aient des systèmes nerveux et musculaire analogues à ceux des animaux à système nerveux et
musculaire visibles : car, même dans ceux-ci, nous voyons
les phénomènes du sens et du mouvement volontaire exécu-
tés par des systèmes nerveux et musculaires évidemment mo-
difiés, dégradés, etc. dans leurs classes différentes (1).

§ VI. Les ganglions du système trisplanchnique ou vis-
céral ne peuvent pas être la seule des causes qui dérobent
à la perception ou conscience le sens et le mouvement; c'est-
à-dire, ils ne sont pas la seule cause qui isole en quelque
manière le sens et le mouvement automatique de là conscience et de la volition. Car, — 1. des organes du système
tri-planchnique reçoivent aussi des filets nerveux directement
du cerveau; — 2. un stimulus fort et extraordinaire, l'inflammation, l'irritation intense dans ces organes, excitent
la sensation; — 3. la respiration des amphibies, la rumina-
tion, sont tout-à-fait volontaires, quoique leurs organes reçoivent les mêmes branches du même trisplanchnique, comme
dans les autres vertébrés; — 4. on a réussi quelquefois à
contracter la faculté de vomir à volonté. — 5. La huitième
paire cérébrale qui se distribue à l'organe vocal, a des gan-

______

(1) Le Dr. Lamark, dont j'admire l'esprit synthétique, objecte des
argumens, qui, au lieu d'infirmer, confirment au contraire l'opinion
que les mouvemens de certaines parties des végétaux ne sont que des
signes d'une irritabilité et d'une sensilité toutes propres aux végétaux;
que les propriétés végétales sont rudimentaires de celles des animaux;
que les fonctions des êtres vivans ont leurs élémens dans les fonctions
générales de la matière; que le mécanisme de la vie proprement dite
n'est qu'une complexion des forces simples et initiales de la physique
et de la chimie générales : ce que je me propose d'analyser ailleurs.

glions ou des plexus, sans être pour cela moins volontaire;
et celui-ci même, par ses anastomoses nombreuses avec les
autres deux nerfs sympathiques, est à même de participer
aux sentimens de l'organisme, et de les exprimer par la voix
non moins que par la physionomie active. — 6. Les poissons
n'offrent pas de ganglions dans les anastomoses du trisplanchnique avec les paires vertébrales; — 7. Bichat lui-même
avoue que la sensibilité organique peut s'élever à la sensibilité animale. — 8. Les animaux à sang blanc n'ont pas de
moëlle épinière proprement, mais un nerf trisplanchnique ou
gangliaire, qui donne des filets nerveux aux viscères et aux
membres, c'est-à-dire, aux organes automatiques ainsi
qu'aux volontaires. On peut donc conclure que, selon le
plan d'économie générale de la nature, qui est de coordon-
ner et d'employer plusieurs causes à la production d'un effet,
les causes qui concourent plus ou moins à la volontariété ou
involontariété des mouvemens musculaires, et à la sensibilité ou insensibilité des organes, peuvent être non-seulement la présence ou l'absence des ganglions, mais aussi la
différence de constitution intime des organes, qui les rend
plus ou moins exposés à l'action ou à la réaction du sensorium; l'habitude, qui efface plus ou moins la sensibilité et la
volontariété innées des organes; et la différente intensité
des impressions et de la volition Enfin la sensitivité (la sensilité cérébrale) et la sensualité (sensilité trisplanchnique),
sont identiques, et sont transitives l'une à l'autre.

a. Déjà on peut entendre que l'excès d'irritation dans
les viscères du système trisplanchnique peut exciter la sensation; et que la passion ou excès de volition apporte une réaction dans les organes du système trisplanchnique.

§ VII. Les nerfs trijumaux (la cinquième paire cérébrale) donnent des filets de communication à l'iris, aux
narines, à la langue, et à tant d'autres parties de la
face, qui cependant dans la langue sentent les saveurs, qui
dans le nez peuvent sentir les odeurs, et qui dans l'iris
sentent indirectement la lumière. — Le nerf optique ne
peut sentir par l'œil que les rayons lumineux; l'acoustique
ne peut sentir que le son par l'appareil auditif, etc. Dans
les poissons, des branches de la cinquième paire peuvent

servir au goût; car l'hypoglosse manque. Le trisplanchnique même donne des filets à l'estomac, au foie, etc. ; cependant la douleur aiguë dans le gastritis ordinairement est
bien différente de la douleur obtuse dans l'hépatitis, etc.
Donc la cause primitive organique de la spécificité des sensations est — 1. la spécificité de l'organisation des organes
sensibles, qui sont disposés à modifier, à recevoir, et à
transmettre aux nerfs correspondans l'impression spécifique
de certaines propriétés des corps extérieurs; — 2. la modificabilité spécifique de chaque nerf intermédiaire à l'organe sensible et au sensorium. Les nerfs peuvent être originairement
disposés à recevoir indifféremment les impressions des propriétés des corps extérieurs ; mais, par l'intermède des organes sensibles spéciaux, ils ne reçoivent que l'impression de
telle propriété, et non des autres; et pour cela ils s'habi-
tuent à recevoir par les organes correspondans, et à transmettre au sensorium telle et non pas une autre sensation :
ils subissent donc une modification habituelle de sensilité, et
par là une inflexion de leur organisation. — 3. La sensilité
compliquée et concentrée du sensorium est la raison de la
concentration et de la perception de tant de sensations spécifiques différentes.

a. Le docteur Gall, qui a toute la déférence pour le cerveau et les nerfs dans les sensations, ne peut pas s'empêcher
de dire : « Puisque cette paire de nerfs (la cinquième) se
divise en un si grand nombre de branches qui ont des fonctions diverses, qui se répandent tantôt dans les parties du
mouvement volontaire, tantôt dans celles du mouvement
involontaire, et qui tantôt sont affectés à un sens spécial,
comme celui du goût.... » Donc on peut déduire évidemment, que la spécificité des sensations tient en premier lieu
à la spécificité de structure de chacun des organes sensibles.

A. La septième paire (portion dure de l'acoustique), et
particulièrement la cinquième, cérébrales, anastomosées et
éparses immédiatement dans tous les organes sensibles et
motiles de la face, produisent dans les traits de celle-ci une
altération plus ou moins fugace ou permanente, correspondante aux affections plus ou moins fugaces ou permanentes

du sensorium et du trisplanchnique. Cette physionomie s'annonce dans l'état sain, non moins que dans l'état pathologique; elle peut être nationale et individuelle. Cela prouve que la manière et l'habitude de sentir, de penser, d'agir, influe à son tour à imprimer dans l'homme des traits organiques superficiels, et à donner une inflexion particulière aux fibres composantes.

B. La huitième paire cérébrale, qui sympathise par ses nombreuses anastomoses particulièrement avec la cinquième, la septième et le trisplanchnique, va presque seule sur l'organe vocal : elle est donc à même de participer à tous les sentimens intimes de l'animal, et de les énoncer. La voix est commune à tous les animaux à poumons : les animaux possèdent la faculté de donner à leur voix quelques inflexions; elle est bien remarquable dans quelques oiseaux imitateurs; mais l'homme seul jouit du plus haut degré de la faculté de donner à sa voix des articulations, des modifications infiniment nombreuses, correspondantes au nombre de ses idées.

§ VIII. Dans l'organisme, toutes les parties ont une connexion médiate ou immédiate entr'elles : ainsi, elles se communiquent mutuellement l'excitation, c'est-à-dire, elles sont consensuelles; elles ont une co-ordination de leurs fonctions, un ensemble de résultats, l'unité ou la conspiration à un but, soit-il prévu et préordonné, ou bien éventuel. Il s'en suit que l'altération dans un organe peut exciter et communiquer une altération consensuelle dans les fonctions du sensorium. Le cerveau et le nerf trisplanchnique se communiquent réciproquement l'excitation : ainsi, la sensilité du sensorium et celle du trisplanchnique sont congénères, communicables, transitives. (§ VI.)

§ IX. Si le sensorium avait une organisation parfaitement homogène, il ne pourrait s'y exécuter qu'un mouvement homotone, qui n'y pourrait représenter des sensations différentes; par conséquent la comparaison des idées et la détermination des volitions différentes seraient impossibles. Donc le sensorium doit être un organe individu, mais compliqué, résultant des extrémités des nerfs des organes différens. Ce n'est que cette convergence des nerfs d'organes divers qui explique la concentration des impressions variées, nécessaire pour l'unité et pour l'identité de la conscience dans les sensations et dans les volitions simultanées et successives; cet organe central ou sensorium peut être lui-même l'organe immédiat d'un *moi* immatériel, qui ne pourrait avoir une action réciproque avec les organes différens subalternes, qu'à l'aide d'un organe central et commun : celui-ci peut être l'organe commun et primitif d'autres centres nerveux des organes des sens et des organes des dispositions innées, du docteur Gall, quand elles seraient avérées.

A. Quelquefois un poulet à peine décapité, une oie, un reptile, privés de cerveau, exécutent des mouvemens; mais ceux-ci sont incertains et irréguliers, dus à la sensation et à la volition locales (§ XII. A.) et à un résidu d'habitude. Donc ces phénomènes n'excluent pas la nécessité d'un centre nerveux pour les sensations et pour les mouvemens volontaires, particulièrement dans les vertébrés.

B. Si l'on est forcé d'admettre plusieurs organes ou plusieurs parties différemment organisées dans le cerveau, cela n'exclut pas cette concentration des sensations et cette unité de la pensée : car ce n'est que la connexion médiate de ces divers organes qui constitue aussi la concentration des nerfs et l'unité de coorganisation. Il est bien indifférent que le centre de réunion ou de communication des nerfs soit un point dans le cerveau, ou bien le cerveau tout entier; car ce point n'en serait pas moins matériel et divisible que le cerveau tout ensemble.

§ X. Le sensorium représente le plexus ou ganglion commun de tous les plexus ou ganglions secondaires et de tous les nerfs, qui tous y constituent cet organe central commun. Les plexus nerveux, en général, acquièrent ou constituent une exaltation ou condensation de sensibilité, par laquelle ils sont capables d'une exaltation ou condensation de sens en général; ils forment des réunions immédiates des nerfs d'organes plus ou moins éloignés entr'eux, et ils établissent ainsi une communicabilité immédiate et réciproque de l'excès d'excitation. Ces plexus donc sont en général les ressorts principaux du consensus ou de la sympathie.

a. Si l'on veut considérer la partie cendrée du cerveau et des ganglions comme l'organe de renforcement et la matrice des nerfs, selon M. Gall ; cette idée n'exclut pas la mienne, de regarder cette même substance comme un organe d'élaboration, de condensation, etc, du fluide nerveux.

A. A l'occasion d'une impression, le sensorium représente la partie secondaire du consensus ; l'impression locale produit dans le nerf intermédiaire une excitation qui, selon l'expression du professeur Tommasini, se répète jusque dans le sensorium, et là elle acquiert une forme et une intensité propres à la forme et à l'énergie de l'organisation du sensorium même. Les plexus subalternes et les organes qui sont en connexion ou dépendance avec eux, conçoivent aussi par consensus une excitation correspondante à la forme et à l'énergie de son organisation. Dans le mouvement volontaire, le sensorium représente la partie primitive du consensus, dont la partie secondaire est représentée par les muscles, dans lesquels l'excitation volitive du sensorium se transforme en contraction, c'est-à-dire en une fonction toute propre à l'organisation de la fibre musculaire.

§ XI. L'excitabilité, en général, et particulièrement la sensilité, peut s'accumuler dans un organe ou système, ou par des causes extraordinaires, par exemple dans le système génital de la femme pendant la gestation, etc. ; ou par développement progressif d'un organe ou système, comme du système génital dans la puberté ; ou par des causes morbifiques, comme dans l'inflammation : alors l'organe, le système où s'accumule la sensilité, acquiert une prépondérance dans le consensus des fonctions de la vie.

a. L'accumulation et la prépondérance de l'excitabilité peut être organique et permanente comme dans le cas de la puberté à l'égard du système sexuel ; dans le sensorium, à l'occasion d'habitude à la méditation, etc. ; ou bien dans des maladies organiques. Cette prépondérance d'excitabilité peut être éphémère et mobile, comme dans des maladies aiguës et sympathiques, dans des affections nerveuses, dans des fonctions extraordinaires, comme de quelques impressions ou sensations ; dans la digestion, etc. : car alors l'excitabilité se transporte davantage dans la partie malade, dans la partie sentante, dans le système digestif, etc., temporairement.

§ XII. Tous les nerfs participent à la sensation; car les nerfs, en convergeant et en se communiquant dans le cerveau, constituent le sensorium : ainsi le sensorium n'est que le centre du système nerveux, et la sensitivité n'est que la sensilité spécifique, concentrée et complexe du sensorium ; c'est-à-dire, que la sensilité, inhérente et répandue essentiellement au système nerveux et à chacune de ses distributions et de ses sections, est modifiée spécifiquement dans l'organisation spéciale des organes avec lesquels ses extrémités sont coorganisées. Elle est complexe et exaltée dans le sensorium par la complexion et par l'énergie de cet organe même, et par la réunion et par la communication immédiate des nerfs cérébraux dans le sensorium : ainsi la sensilité spécifique du sensorium ou la sensitivité (§ II. *A*.) devient une faculté capable de concentrer toutes les sensations différentes, et de disposer ou d'exécuter la comparaison et la réminiscence de celles-ci ; tellement que l'on peut imaginer que la sensilité de chaque nerf est simple, et celle du sensorium ou la sensitivité n'est que la complexion de la sensilité de tous les nerfs, qui par là est extrêmement compliquée. Les impressions différentes vont se concentrer dans le sensorium par l'intermède des nerfs, et là elles occasionnent la sensation et toutes ses formes de composition (§ II. et XVII.); comme différens sons simples qui partiraient de divers points de la base d'une superficie parabolique élastique, par exemple, iraient converger et former une harmonie dans le centre ou ombilic de cette superficie.

A. Chaque partie ou membre du corps animal a ainsi presque sa sensibilité et sa volonté locales, qui peuvent, jusqu'à un certain point, s'exercer à l'insu du sensorium, c'est-à-dire sans conscience. Les nerfs isolés dans les astéries et les autres animaux sans moëlle épinière et sans cerveau, ont leur sensilité indépendante. L'excitation locale ou le sens peut se communiquer à tout le reste du système nerveux, et occasionner l'unité, la sinergie des sensions ou impressions (§ II. *A*.) et des mouvemens des autres parties, sans participation ou influence de la conscience, c'est-à-dire sans sensation et volition sensoriale.

B. Les nerfs en général sont plus forts et le cerveau plus petit en proportion, dans la série descendante des animaux céphalés. C'est pour cela particulièrement qu'ils devancent l'homme par la sensilité locale ou sensibilité de quelque organe des sens; mais ils lui sont beaucoup inférieurs par la sensitivité, ou sensilité du sensorium, c'est-à-dire par l'intelligence. Le nerf, par exemple, olfactif dans le chien, l'ophtalmique dans les oiseaux, l'acoustique dans la taupe, etc., sont extrêmement forts, et ces animaux ont la sensibilité de l'odorat, de la vue, de l'ouïe, extrêmement exquise. Les céphalés offrent des phénomènes non équivoques de sens, qui en dernier résultat d'analyse n'est que la forme fondamentale et commune des sensations. Les mouvemens d'animaux décapités, et particulièrement des reptiles, ne sont pas dus à la seule irritabilité, comme on le prétend : car des petits chats, des lapins, etc., décapités vont quelquefois se frotter avec leurs pattes postérieures sur la blessure. (1) Ce sont donc des preuves incontestables que la sensilité des parties est homogène et communiquable à celle du cerveau; que chaque membre a sa sensation et sa volition, locales et élémentaires; que la sension, ou impression locale, peut quelquefois se communiquer à tout le reste du système nerveux, et exciter des mouvemens musculaires sans participation de conscience; et que dans des circonstances ou de monstruosité et de pathologie, etc., ou de constitution originaire dans les animaux acéphales, un autre centre nerveux ou sensile, comme la moëlle épinière seule, ou les plexus du trisplanchnique, peuvent pendant un certain temps et jusqu'à un certain degré suppléer à l'office du sensorium, pour la communication des impressions ou des sensations locales, et pour la détermination volitive des mouvemens.

____

(1) *Voyez* Legallois, *Expériences sur le principe de la vie*, etc.

CHAPITRE SECOND.

§ XIII. Le sens intime du système de la nutrition, de celui de la génération, et même de celui des muscles, etc., indiquent le besoin de l'aliment, du sexe, de l'exercice, ou de la quiescence ou repos des fibres, etc. : ces sens intimes sont proprement les *appétits*. Ceux-ci sont les premiers à susciter des mouvemens musculaires; qui d'abord sont automatiques, ensuite se rendent de plus en plus volontaires, et enfin, à force de répétitions fréquentes, deviennent plus ou moins habituels. Les organes extérieurs des sensations reçoivent des objets externes les impressions qui sont transmises plus ou moins efficacement au sensorium : celui-ci commence à connaître les objets mêmes, à en apercevoir les qualités relatives à la sensilité générale, et apprend à déterminer et à diriger les mouvemens : ceux-ci enfin mettent l'organisme en rapport avec les objets extérieurs. Donc la sensilité générale est inhérente essentiellement et primitivement au système nerveux chez les animaux où nous le reconnaissons, et modifiée dans les organes sensibles externes et internes. Cette sensilité ainsi répandue dans tout le système nerveux, mais concentrée, composée et modifiée particulièrement dans le cerveau, est la propriété organique et la condition principale intrinsèque de l'intelligence.

A. Donc l'organe essentiel et principal de l'intelligence est le cerveau : le système nerveux est en connexion avec des organes différens, qui le rendent accessible à l'action médiate ou immédiate de divers objets extérieurs : il est en connexion particulièrement avec les organes de la diges-

tion, de la respiration, de la génération, etc., qui provoquent les mouvemens extérieurs relatifs aux besoins sentis;
il est organisé et disposé de manière à pouvoir transmettre
et à concentrer les impressions diverses dans le sensorium,
et à en occasionner les fonctions. Il établit donc peu à peu
le *consensus* entre les organes de l'intelligence, et ainsi l'as-
sociation de leurs fonctions.

§ XIV. L'affection immédiate de la sensualité des organes internes est le sens de privation des objets relatifs à la
sensualité même desdits organes : c'est l'appétit de chacun
d'eux, c'est l'élément du désir, un désir initial, mais aveugle,
indéterminé, automatique dans son origine, c'est-à-dire
sans aucune connaissance préalable des objets relatifs. Les
sensations extérieures, par l'expérience successive, font
connaître peu à peu les objets extérieurs relatifs aux appétits. C'est alors qu'on commence à désirer ou à haïr certains objets, selon qu'on se souvient ou qu'on conclut du
plaisir ou de la douleur qu'ils produisent ; c'est alors donc
qu'on a le désir ou l'aversion complette. Ces affections,
quand elles réagissent et se propagent sur le système ou sur
l'organe appétitif, et sur le système trisplanchnique en général, excitent la passion ; comme à son tour l'excitabilité
exaltée ou l'excitation de l'organe ou du système appétitif
excite et rappelle l'idée de l'objet autrefois senti, et détermine en conséquence le désir ou l'aversion : l'origine donc
où le foyer des appétits primitifs n'est que dans le système
de la digestion et nutrition, de la génération, etc. Les passions sont consécutives à la première impression du plaisir
ou de la douleur ; elles n'ont leur impulsion immédiate que
dans le sensorium, et précisément dans la mémoire : c'est-
à-dire le désir ou l'aversion, les passions en un mot, ne
peuvent éclore sans connaissance préalable des objets de
l'appétit ; tandis que les appétits naissent sans connaissance
de leurs objets : ce ne sont que les organes extérieurs, annexés ou associés aux organes internes appétitifs, qui mettent
ceux-ci en rapport avec leurs objets.

a. L'estomac est le foyer de l'appétit des alimens, dit

faim; les organes sexuels sont le foyer de l'amour physique;
le cerveau a son appétit, celui de connaître les objets, dit curiosité. La faim, l'amour, etc., se répandent sur tous les autres
organes annexés au système alimentaire, sexuel, etc., et
même sur tous les autres systèmes du corps, quand ces appétits sont excessifs ; de même que la curiosité centrale du
sensorium se communique à toutes les ramifications du système sensile en général. C'est pour cela que l'amour, la faim,
la curiosité, etc., ont leur physionomie, comme ces désirs
assouvis ont aussi la leur.

b. Les affections primitives immédiates et générales de la
sensibilité sont le plaisir et la douleur : celles-ci sont les causes
immédiates et déterminantes des actions, qui d'abord sont
spontanées et instinctives, ensuite se rendent volontaires et
senties, enfin elles deviennent habituelles ; comme le plaisir
et la douleur modérés peuvent se rendre peu à peu indifférens.
Ces affections appartiennent essentiellement au système sensile et à tous ses points, et constituent le sens : elles produisent la sensation quand elles sont fortes, et concentrées dans
le sensorium.

§ XV. La sensation, le jugement, la réminiscence peuvent
produire dans le sensorium une réaction, qui dispose à chercher l'objet du plaisir, ou à éviter celui de la douleur.
Cette réaction élémentaire constitue la *volition*, dont la faculté est dite *volonté*. L'élément de la volition constitue le
désir ou l'aversion ; mais quand elle est très forte, elle produit
une réaction consensuelle dans le système des nerfs trisplanchnique et pneumo-gastrique : et comme ses plexus
nerveux sont aussi autant de condensateurs de la sensilité (§ X. *A.*), les passions exploitent leur force particulièrement dans la région du plexus céliaque et des autres plexus
subalternes, et ainsi elles altèrent la circulation, la respiration, etc. L'excès de volition produit aussi une forte réaction dans le système musculaire en général. C'est le mécanisme des passions. On conçoit donc que la passion est un
excès de sensation et de volition. La volition est propor-

tionnée à la sensation , non seulement dans la passion ,
comme M. de Tracy l'a bien observé, mais aussi dans
tous les phénomènes et dans toutes les modifications de la
sensation ; car la volonté suit toujours le développement,
la gradation , l'altération , etc. , de la sensitivité ; et pour
cela la réaction volitive accompagne toujours la sensation.
La volition est comme la fonction réactive du sensorium à
l'occasion d'une sensation : c'est aussi l'intensité de la volition qui augmente l'intensité de la sensation.

a. La volition concentrée dans le sensorium produit la méditation ; répandue aux organes extérieurs des sens , elle
produit l'attention ; propagée aux fibres musculaires, elle en
produit la contraction. Dans la douleur , la réaction volitive
se manifeste par des efforts de l'éviter, de la venger, par des
pleurs, etc.

b. Puisque la sensilité appartient au système nerveux
en général ; que la volition accompagne la sensation ; et
que la sensation peut être locale et partielle (§ XII), la
volonté peut être aussi locale et partielle. La rétraction soudaine d'un membre agacé pendant le sommeil , dans la dis-
traction de l'âme, etc., le mouvement des tentacules des polypes, des membres coupés des animaux à sang froid, etc.,
ne serait-ce pas une volition locale ? (*voyez* aussi le § XXXI)
— On pourrait m'opposer ici que dans les paralysies on
perd tantôt la sensibilité, tantôt la contractilité, très-rare-
ment l'une et l'autre à la fois. Cette objection disparaît, quand
on réfléchit que l'exécution du mouvement volontaire nécessite seulement la continuité électromotrice dans le nerf, tandis
que la sensation nécessite aussi l'intégrité de l'organisation
intime du nerf intermédiaire (*voyez* § IV. C.).

§ XVI. Depuis l'enfant, qui d'abord sent à peine, par exemple
la chute d'un corps auprès de lui , commence à distinguer , à
reconnaître, à comparer, à éviter, etc., les circonstances de
la chute des corps, en apprend ensuite les causes extérieures, etc., jusqu'à Galilée, qui en déduit les lois fécondes de
la mécanique , élevées depuis par Kepler et Newton au système universel, et que Lagrange et Laplace ont compris

naît son identité en comparant et en rappelant les sensations diverses et successives et les objets différens ; et comme enfin la faculté de juger se développe par des degrés plus ou moins rapides ; on connaît aisément que la conscience se développe s'étend, s'éclaircit, et se perfectionne à proportion de la faculté et de l'habitude de juger.

B. La mémoire de rapports sensibles est automatique ; celle de rapports essentiels et rationaux (XVI, *a. b.*) est rationnelle. La première est commune à l'homme et aux autres animaux céphalés ; la seconde appartient éminemment à l'homme.

C. Il me semble que non seulement c'est le tact actif, mais ce sont toutes les sensations voulues, qui contribuent plus ou moins à constater l'identité de son principe cognoscitif ou *moi*, et l'existence et les modes des objets extérieurs. C'est le tact le premier qui produit moins d'illusion ; mais tous les autres sens concourent aussi par un témoignage réciproque à constater l'existence des corps extérieurs. Pour cela, des organes plus nombreux et plus exquis donnent des idées plus nombreuses, plus exactes, et plus sûres : et ces organes, employés avec plus d'attention, rendent la conscience plus énergique et moins perplexe.

a. L'idée primitive de la distance dérive exclusivement du tact (en tâtant ou en marchant) : c'est ensuite l'œil qui y supplée presque pour toujours, et par le moyen du jugement. On dit que des aveugles-nés savent connaître la proximité ou l'éloignement d'un objet par l'intensité de l'odeur ou du bruit, etc., et on conclut de là que l'idée de la distance peut s'acquérir même avec d'autres sens que ceux du tact et de la vue. Mais l'homme et d'autres animaux aveugles peuvent se former une idée quelconque, un signe de l'approche ou de l'éloignement des objets, mais jamais ne peuvent acquérir l'idée de la distance proprement dite : l'homme aveugle peut se former une idée supplémentaire, mais elle n'est pas celle de la mesure de l'espace.

D. L'illusion de nos sens peut regarder moins l'existence, que les modes des corps extérieurs, savoir, leur forme, leur grandeur, leur mouvement, etc. Du reste, je ne vois pas qu'il soit aussi nécessaire qu'impossible de démentir notre illusion. Je demande seulement si cette apparence quelconque des corps produit en nous des affections constantes, si elle est capable d'offrir l'objet de règles invariables pour l'idéologie. On a jusqu'à présent raisonné avec succès et utilité sur l'astronomie, sur la physique, sur la chimie, etc., sans que la grande question de Zénon et de Diogène soit encore décidée.

§ XVIII. Pour sentir le rapport de deux objets, il est nécessaire d'avoir la réminiscence plus ou moins tempusculaire d'un ou des deux objets à comparer. Dans la sensation, on connaît l'objet qui l'excite, et on la rapporte à l'organe qui reçoit l'excitation. Dans la réminiscence, on compare l'idée actuelle avec celle déjà reçue autrefois. Donc la sensation et la réminiscence sont elles-mêmes des jugemens élémentaires; comme ensuite celles-ci deviennent les fonctions élémentaires ou les facteurs du jugement complet.

A. La sensation et la mémoire peuvent avoir pour objet les rapports essentiels, les accidentels, ou les arbitraires. (§ XVI. *a. b.*) Alors le jugement peut être plus ou moins exact ; et les systèmes scientifiques fondés sur ces rapports peuvent être plus ou moins artificiels et caducs.

B. Les systèmes donc, les méthodes, le langage, l'algorithme,..... sont autant de mécanismes ou d'artifices pour aider la mémoire et faciliter la sensation dans le jugement (§ XVIII) sur des objets nombreux et compliqués.

§ XIX. Les actions d'abord sont excitées par les appétits (§ XIII.): elles ne sont alors que spontanées; mais répétées jusqu'à un certain point, elles se rendent de plus en plus *perçues* et volontaires; c'est-à-dire que le sensorium apprend à rapporter à certains organes l'origine de la sensation, et à déterminer, diriger, et associer les mouvemens des muscles volontaires: enfin, ces actions efficacement voulues et senties, quand elles sont répétées avec fréquence et homotonie, peuvent se rendre peu à peu habituelles, savoir moins voulues et senties, plus faciles et parfaites.

§ XX. Toutes les opérations de l'intelligence et de la contractilité musculaire acquièrent plus ou moins d'habitude, c'est-à-dire de rapidité et d'exactitude. On a attribué ces opérations intellectuelles et musculaires, si rapides et si exactes, à un instinct, à une impulsion spontanée, à un *sens intérieur*, ou *inné*. Un homme, à la vue d'un cheval fougueux qui l'approche, ou d'un corps énorme qui va s'écrouler, s'écarte épouvanté à l'instant et presque spontanément ; mais c'est toujours l'effet d'un jugement ou d'une réminiscence rapide du danger : on se jette avidement sans hésitation, par exemple sur l'or ; mais parce qu'on en a appris la valeur et l'usage de convention sociale. Il n'y a pas ici l'instantanéité, mais plutôt la rapidité habituelle, c'est à dire acquise de se souvenir, de juger, et d'exécuter des mouvemens volontaires correspondans.

a. Ordinairement on s'habitue à passer immédiatement d'une première donnée à une dernière conséquence, par élimination de plusieurs jugemens intermèdes, en se souvenant ainsi des rapports essentiels et démontrés entre le premier et le dernier terme. Un géomètre se souvient que les trois angles d'un triangle rectiligne égalent deux angles droits ; le physicien, par le temps qui passe entre l'éclair et le tonnerre, conclue immédiatement à la distance d'un nuage ; le médecin, d'un symptôme, peut prévoir à l'instant le siége, la nature, l'indication, et l'issue d'une maladie, etc. sans qu'ils aient besoin de répéter toujours la série des jugemens intermèdes.

§ XXI. La volition est déterminée par une sensation ; ou, dans le concours de plusieurs objets ou motifs, par la sensation plus forte. Si donc la sensation est bornée et fixée sur un seul rapport ou motif, il n'y a pas de délibération. Mais quand on connaît plusieurs rapports, on peut porter l'attention sur chacun d'eux, et en sentir le plus fort qui détermine la volition. Cette sensation portée sur chacun des rapports ou motifs, pour déterminer une action, c'est-à-dire l'acte de passer en revue plusieurs idées, et de juger quelle est la plus convenable pour atteindre un but, et de se déterminer à une ou à une autre action, se dit *délibération*, dont la faculté se dit *liberté*. Donc la liberté n'est autre chose que la faculté délibérative ; et la délibération n'est qu'un jugement sur ce qu'il convient de faire, sur les moyens à employer ; elle a donc d'autant plus d'étendue que le nombre des idées est plus grand, que les jugemens peuvent être composés et multipliés, et que la raison est plus développée ; et elle est moins faillible quand les idées sont moins erronées : savoir, la faculté de connaître et de reconnaître plusieurs rapports, c'est-à-dire l'intelligence, quand elle est plus étendue et rectifiée, elle augmente l'extension de la liberté, et diminue la faillibilité des actions. Donc la liberté dans l'homme, et particulièrement dans le philosophe, acquiert le complément de sa latitude ; tandis que chez les autres animaux, la liberté ou la faculté délibérative est rétrécie et bornée de plus en plus, par le petit nombre et par l'imperfection de leurs idées. Cette liberté si rétrécie enfin, reste insensiblement abolie par l'habitude : ou bien elle disparaît, par une organisation très-simple, et par le défaut de pluralité d'organes sensibles ; puisque la monotonie des impressions et des idées n'admet pas de délibération.

a. Dans la concurrence d'un nombre quelconque de motifs, c'est toujours la sensation la plus forte qui détermine la volonté : donc cette liberté ne consiste essentiellement que dans la faculté de délibérer, et non pas dans celle de choisir, même malgré la sensation plus forte, malgré le motif ou le moyen le plus efficace. L'indifférence dans les actions est incompatible avec la sensitivité exposée à l'impression de plusieurs motifs ou rapports.

b. Jusqu'ici, je n'ai prétendu parler que de la liberté *intellective* (XXI) : celle-ci doit être distinguée de la liberté *physique*, qui est la faculté d'agir selon et d'après la volition. La faculté de faire ce qui peut être utile ou non nuisible aux autres, est dite liberté *morale* ou civile.

c. L'homme jouit de la plénitude de sa propre satisfaction, quand il peut exécuter sa volonté. Que sa volonté soit toujours déterminée par des motifs plus ou moins secrets, il ne le sent pas, ou peu lui importe. C'est donc la liberté physique la plus manifeste et réelle. —La liberté civile semble donner des restrictions à la liberté physique : mais elle a plus de force et moins d'erronéité que celle-ci ; car elle affermit

et rassure le résidu de la liberté physique ; à laquelle l'économie politique doit déroger, pour assurer la prospérité commune, qui se décompose enfin en prospérité individuelle.
M. Ferguson dit, que la sécurité, dans le fait, est de l'essence de la liberté, ou plutôt elle la constitue; celui qui acquiert cet avantage, acquiert tout et ne cède rien (1) : ou je
crois mieux dit, que la sécurité est le but et l'effet immédiat
de la liberté civile : et que l'homme en société cède des petits droits de sa liberté physique, pour s'assurer de plus
grands avantages par la liberté civile.

§ XXII. Il est vrai que les appétits sont les élémens des
passions (§ XIII); mais celles-ci ne prennent leur forme et
leur développement, que dans le sensorium (*ib.*). Enfin,
dans l'homme, les facultés organiques du sensorium ont une
grande prépondérance sur le reste du système nerveux et des
organes sensuels (§ XI. *B.*). Donc les passions sont immédiatement exposées ou subordonnées à la raison ; par
conséquent, des actions dérivatives des passions sont toujours morales; et pour cela les conditions de tempérament,
d'âge, de sexe, d'ignorance, du moment primitif de l'éclat
des passions, etc., ne peuvent que modifier l'imputabilité
ou attribution des actions morales : enfin l'aliénation mentale
neutralise la moralité des actions , démoralise ou rend in-
différentes les actions.

§ XXIII. L'amour propre (philantie) est l'affection immédiate et fondamentale de la sensibilité, qui, modifié dans
les deux formes primitives, désir et aversion, subit différentes
formes subalternes et spécifiques, acquiert divers degrés d'intensité, et reçoit ainsi des dénominations variées selon l'ac-
croissement et l'inflexion des organes sensibles, la progression de l'âge, l'influence de l'habitude, et les conditions
des objets. Cette passion radicale, qui constitue le ressort
de la conservation de l'individu et de la société, quand elle
se soustrait au frein de la raison, ne fait que miner la santé
physique et morale, particulière et publique.

§ XXIV. Si l'essence de l'intelligence est la faculté de juger (§ XVII.), si sa manifestation est le mouvement délibéré,
le caractère collectif de l'intelligence est la liberté ou faculté

---

(1) *Principles of moral and political Science.*

délibérative (§. XXI.) Cette faculté, dont les élémens existent dans toutes les branches du système nerveux (§ XII.), n'est que la sensilité concentrée et compliquée du sensorium, c'est à dire la sensitivité (§ II. *A*. 5.) Le jugement est toujours précédé, 1° des sensations intimes, ou appétits, qui déterminent d'abord des mouvemens spontanés des muscles annexés ou associés aux organes appétitifs ; 2° des sensations extérieures, à l'aide desquelles on connaît les objets qui l'occasionnent, et qui ont des rapports avec les appétits. Enfin l'intelligence se manifeste par des actions musculaires, qui d'abord étant automatiques et incertaines, peu à peu deviennent volontaires et décidées ; à force de répétition fréquente, elles se rendent plus ou moins habituelles, savoir, moins voulues et moins aperçues, plus faciles et plus sûres. C'est-à dire, que l'organisme de l'intelligence est essentiellement fondé sur la sensitivité, et il est aidé et manifesté par la motilité ; sa fonction fondamentale et primitive est le jugement ; sa fonction démonstrative est le mouvement volontaire ; l'organe essentiel, central, immédiat et premier de l'intelligence est le sensorium : les nerfs en sont comme des parties intégrantes, et les moyens de communication et de concentration de toutes les sensations qui y aboutissent ; ils deviennent donc par là les instrumens immédiats du développement de l'intelligence : les organes internes donnent l'origine et sont le foyer et le centre des appétits, qui sont pour cela les causes primitives et excitatrices des mouvemens spontanés : les organes sensibles extérieurs sont les moyens de rendre l'âme accessible aux impressions spécifiques des objets extérieurs : les muscles volontaires servent à mettre l'organisme en rapport avec les objets extérieurs ; ils sont donc auxiliaires au développement de l'intelligence : enfin les objets extérieurs sont les causes occasionnelles de son évolution.

A. Les fonctions, qui, par des mouvemens immédiats et spontanés, n'annoncent aucun jugement ou réflexion, c'est-à-dire, ne manifestent aucune délibération préalable, sont *instinctives*, et cette faculté est dite *instinct*. En un mot, le jugement et les actions délibérées appartiennent à l'intelligence : la sensation locale ou sens (§ II. *A.* 1.), et les actions indélibérées, constituent complétement l'instinct.

CHAPITRE TROISIEME.

PSYCHOLOGIE COMPARÉE.

Je crois avoir prouvé jusqu'ici que les organes de l'in‑
telligence sont le cerveau, le reste du système des nerfs, les
organes des sens, et les muscles volontaires. Je passe à une
comparaison sommaire de ces organes dans la série des ani‑
maux : car l'existence et la différence quelconque de ces or‑
ganes peuvent être la cause organique de l'existence ou pos‑
sibilité, et de la différence de l'intelligence; ou bien elles
peuvent y entrer pour beaucoup.

§ XXV. Le système nerveux, peu apparent mais pré‑
sumé dans les polypes, d'après leur sensibilité, est peut-être
fondu dans leur substance gélatineuse : il commence à ma‑
nifester des ganglions dans des radiaires, et dans des an‑
nélides: dans les mollusques acéphales commence à paraître
un cervelet bilobé; dans les insectes un très petit cerveau
bilobé aussi se montre : celui-ci va toujours en augmentant
de proportion dans les poissons, les reptiles, les oiseaux,
les mammifères, jusqu'à l'homme, dans lequel le cerveau a
la plus grande proportion de volume et de densité, de nom‑
bre et de profondeur de ses circonvolutions. Dans la progres‑
sion de l'âge, chez l'homme, par exemple, de tout le sys‑
tème nerveux, le cerveau est le dernier à atteindre son en‑
tière évolution. Dans les variétés nationales ou individuelles
de l'espèce humaine, les hémisphères du cerveau ont des dif‑
férences de développement, qui correspondent en général à
la différence de leur intelligence. Les lésions du cerveau

apportent des altérations dans les fonctions intellectuelles. Ainsi, à mesure qu'on remonte des zoophytes jusqu'à l'homme, le système nerveux acquiert toujours plus de concentration du volume et de l'énergie ; les parties subissent toujours plus de dépendance vitale ; et les fonctions acquièrent plus de variétés, et d'unité ou conspiration. Il semble donc que le cerveau est l'organe immédiat de l'intelligence ; et que la différence de perfection du cerveau contient la raison primitive de la différence de perfection de l'intelligence (1).

§ XXVI. Les organes sensibles internes, appétitifs, ont la première influence sur l'évolution de l'intelligence : c'est d'eux que les mouvemens instinctifs et ensuite les intellectuels ont leur origine spontanée. La voracité des carnivores, la tempérance du bradypus ou du chameau, la respiration si modifiée dans les oiseaux, les mammifères terrestres, les amphibies, les poissons et les animaux inférieurs ; l'amour sexuel chez les androgynes, les hermaphrodites, les monosexuels, etc., sont des *sensations* de besoins, ou *appétits*, qui imposent des habitudes différentes (2), exposent les animaux à diverses sensations extérieures, provoquent divers mouvemens musculaires, et concourent ainsi à différencier le développement et la constitution de l'intelligence. C'est donc dans la constitution, les degrés, et les modifications des forces et des organes de la digestion, de la respiration, de la génération, etc., qu'on doit chercher les premiers efforts, les premiers mouvemens de l'instinct et de l'intelligence.

§ XXVII. Mais les appétits ne sont que des sensations internes spontanées et incertaines (§ XIII.). Ce sont les or-

---

(1) Les rapports spéciaux d'autres différences d'organisation et de développement d'autres parties du cerveau aux fonctions intellectuelles, jusqu'à présent sont inconnus, ou hypothétiques. Il me suffit d'envisager et de poser les rapports généraux et avérés du système nerveux.

(2) L'organisation et la fonction d'un organe s'influencent mutuellement dans leur développement ; mais dans l'origine, on ne peut supposer une fonction initiale sans les rudimens préexistans de l'organisation.

ganes sensibles extérieurs qui font connaître à l'animal les objets de ses appétits, et ensuite de ses passions (*ib.*). Les conditions de ces organes concourent ainsi au développement de l'intelligence : il faut donc les parcourir. L'organe du toucher est commun à tous les animaux ; mais il est le seul dont jouissent les radiaires, les vers, les polypes, les infusoires : donc ceux-ci ne peuvent acquérir qu'une idée de quelque propriété tangible des corps ; ceci constitue chez eux l'organe du goût dans leurs palpes et dans leur estomac. L'on commence à trouver des yeux dans les insectes, quelques annélides, les mollusques céphalés, jusqu'à l'homme : tous ceux là donc peuvent acquérir encore des idées de lumière, de grandeur relative, de couleur, de distance, etc. L'organe de l'ouïe, qu'on présume exister dans quelques animaux invertébrés, est bien manifeste chez les vertébrés : ceux-ci donc acquièrent l'idée du son. L'organe olfactif se retrouve jusque dans des insectes : ainsi ils peuvent avoir quelque idée des odeurs. L'organe du goût est complet dans les mammifères ; mais il est commun à tous les animaux : les oiseaux et autres animaux qui ne l'ont pas bien prononcé dans les parties de la bouche, peuvent y suppléer par l'odorat, la vue, le tact (1).

§ XXVIII. Les organes locomotiles mettent les organes sensibles de l'animal en rapport avec les objets de ses appétits ou de ses passions : ainsi ils ont leur influence sur l'évolution de l'intelligence. On doit donc les introduire dans l'évaluation des causes organiques de celle-là. La motilité des doigts de l'homme, unie à leur sensibilité exquise, constitue l'organe le moins illusoire des autres, et l'instrument le plus adroit de la pensée. La faculté préhensile de la queue dans des quadrumanes, les coescoes, les kinkajous, les sarigues, multiplie les moyens de leur intelligence. Au con-

---

(1) Ces observations générales ont quelques exceptions : par exemple, les yeux du protée, du spalax, de la taupe, etc.. sont oblitérés ; on en peut dire autant de quelqu'autre organe chez d'autres animaux. Mais ces exceptions sont trop peu nombreuses et trop légères, pour qu'elles puissent altérer l'exactitude et la légitimité de la proposition générale.

traire, le trop peu de motilité des doigts de l'éléphant, du
dauphin, empêche en partie ceux-ci d'acquérir des idées,
dont ils sont peut-être capables par les conditions avanta-
geuses de leur cerveau. Donc la différente motilité immédiate ou médiate des organes sensibles externes, donne plus
ou moins de facilité et de moyens pour le développement
de l'intelligence.

§ XXIX. La différence du tissu intime d'un même système, d'un même organe, chez les animaux hétérogènes,
concourt également à modifier la constitution et les habitudes de ceux-ci. Elle est bien visible la différence de couleur, de structure, etc., entre le tissu musculaire des vertébrés à sang rouge, et celui des animaux à sang blanc, et même
entre celui des mammifères, des poissons, des réptiles. La
cellulaire est très-différente dans l'homme et les mammifères,
les poissons, les polypes, les méduses, etc. Elle est aussi vi-
siblement différente la structure intérieure du système nerveux dans les animaux hétérogènes. C'est donc la différence
de la structure intime des systèmes nerveux d'animaux divers, qui constitue la modification principale de leur sensilité, etc. Est-ce la modification du système nerveux chez
les divers individus de l'espèce humaine, qui est aussi la cause
principale de la diversité de leurs tempéramens?

§ XXX. La différence des organes extérieurs homo-
nymes des sens chez les animaux hétérogènes est bien plus
manifeste et non moins importante. L'organe du tact est
plus exquis dans l'homme, plus obtus dans les oiseaux, les
poissons, les quadrupèdes : l'organe de l'odorat est nul dans
les polypes, ambigu dans les poissons, très-sensible dans le
chien, etc. : l'organe de la vue est le plus simple dans les
crustacés, composé dans les insectes; il est télescopique
dans les oiseaux en général; le vespertilio, le strix, sont
nyctalopes; l'anableps, le gyrinus, sont amphilopes : l'ouïe
est exquise dans les oiseaux, les reptiles, le lièvre, la loutre;
et dégradée dans les poissons, les insectes. Cela nous fait souvenir d'abord, que l'homme est devancé par la délicatesse
de quelque organe sensible et motile de certains animaux,

et peut-être par quelque autre organe qui nous manque, qui pour cela, nous est inconnu : et que cependant l'imperfection relative de leurs organes peut être la cause primitive par laquelle ces animaux ne sentent qu'un petit nombre de propriétés des corps extérieurs. Il ne faut donc pas croire que les conditions de nombre, de qualité et de perfection des organes sensibles externes ne soient pour rien dans le développement de l'intelligence, quoique la condition organique essentielle et principale de celle-ci soit le sensorium (§ XXII.).

A. Le nombre et la perfection des organes sensibles et motiles augmentant, non seulement on a des idées simples et on exécute aussi les mouvemens simples, correspondans aux nombres des organes ; mais on a encore les idées et les mouvemens composés, qui proviennent des comparaisons nombreuses et répétées. Ainsi le nombre des idées et des mouvemens volontaires devient la somme d'une série géométrique, sur la série arithmétique des organes mêmes : car ceux-ci agissent en communication, et produisent ou occasionnent la combinaison des idées, non moins que des mouvemens volontaires.

B. De ce que je viens d'exposer, l'on peut conclure que la perfection organique du sensorium, sans celle des organes des sens et des mouvemens volontaires, ou la perfection d'un, de plusieurs, ou même de tous ceux-ci, sans la perfection du cerveau, constitue toujours la disposition organique d'une intelligence très-bornée. Au contraire, la perfection réunie et proportionnellement avancée du sensorium principalement et des organes sensibles et motiles, constitue la disposition à une intelligence plus élevée ; laquelle condition est avérée dans l'espèce humaine.

§ XXXI. Ceux des animaux dont le système nerveux, plus ou moins constaté, n'a aucune trace de cerveau, et conséquemment de sensorium, ne peuvent avoir qu'un sens local, simple, et homotone au contact de corps extérieurs, sans jugement et sans volition délibérée : ainsi, ils n'ont qu'une sensation et une volition tout-à-fait automatiques et locales.

Le sens et le mouvement, par exemple, d'un polype peuvent être comparés au sens et au mouvement spontané d'un membre d'un vertébré dans le sommeil, fâché par une longue compression, extension, ou contraction, ou agacé par un stimulus modéré : ils peuvent être comparés au mouvement et au sens d'une grenouille préparée, ou d'un membre récemment coupé d'un animal même à sang chaud, exposé au galvanisme. Il n'y manque dans ces cas-là que la sensation et la volition proprement dites (§ II, XV), c'est-à-dire du sensorium.

§ XXXII. Si on imaginait d'élever, de composer et de concentrer de plus en plus ces facultés simples et automatiques, on trouverait les fonctions de l'intelligence de plus en plus composées et perfectionnées. Dans les animaux céphalés les plus simples, on commence à reconnaître les organes rudimentaires, les facultés élémentaires, et les fonctions initiales de l'intelligence, qui se développent et se composent de plus en plus dans la série ascendante des animaux, et se trouvent enfin dans l'homme portées au plus haut degré de composition et de perfection. Ainsi l'homme est capable de s'élever aux idées les plus abstraites, aux conclusions et aux formules les plus générales, aux expressions et aux définitions les plus réduites ; et de descendre par l'application des principes à un nombre indéfini de cas particuliers, à la solution de plusieurs problêmes spéciaux, et à la déduction d'autres rapports inconnus : c'est-à-dire, l'homme a la faculté d'exécuter la synthèse et l'analyse d'une progression indéfinie ; tandis qu'elle va se décomposant rapidement dans les autres animaux, qui sont bornés à très-peu de jugemens et à des idées très-peu générales.

A. Donc les conditions organiques de la plus grande intelligence, sont : 1°. la plus grande proportion de la masse cérébrale (bien organisée et bien excitable) à tout le reste du système nerveux ; 2°. la plus grande proportion du système nerveux au musculaire ; 3°. le plus grand nombre, la plus grande perfection et complication, et la correspondance réciproque, des organes sensibles internes et externes, non moins que des mobiles.

§ XXXIII. Retenons donc que la fonction essentielle et principale de l'intelligence est le jugement ; que le jugement n'est que la sensation des rapports; que la mémoire doit représenter l'idée plus ou moins antérieure, au moins d'un des sujets à comparer ; que la déduction est toujours une prévoyance plus ou moins étendue ; et enfin, que ces fonctions intellectuelles se manifestent par des mouvemens délibérés. Voyons à présent si d'autres animaux nous donnent des indices de ces mêmes fonctions, et s'il y a quelque correspondance entre celles-ci et l'organisation du système sensile. Les vertebrés qui, par la complexion du système nerveux et du cerveau en particulier, sont immédiatement au-dessous de l'homme et à la tête des autres animaux, jouissent d'un degré bien connu d'intelligence, qui a ses nuances aussi dans les classes et jusque dans les espèces différentes. Je ne saurais rien ajouter à tout ce qu'ont éloquemment rapporté Condillac, Darwin, sur les traits de l'intelligence des vertebrés ; et il est inutile d'exposer ici tout ce qu'on observe ordinairement sur les actions, les habitudes et la docilité des animaux domestiques ; mais il n'est pas moins vrai, quoique généralement contesté, que même les insectes eu général manifestent quelque trait d'intelligence. Si on observe sans aucune prévention des insectes les plus connus, par exemple, l'araignée, l'abeille, la fourmi, le scarabé, etc., on voit leur adresse, leur ruse, leur hésitation, soit pour éluder leurs ennemis, soit pour surprendre leur proie, soit pour voler la provision d'autrui, soit pour s'assurer des dispositions de l'autre sexe à l'époque de leurs amours, soit enfin pour se conduire dans des circonstances nouvelles auxquelles on les expose, et parmi des objets nouveaux qui s'offrent à eux. Ces opérations supposent ou annoncent quelque degré de mémoire, de prévoyance, de volition, de jugement, c'est-à-dire d'intelligence. On ne peut pas dire que les insectes en général, les mollusques céphalés, les crustacés, soient dépourvus de quelque degré de docilité; puisqu'on n'en a pas suffisamment essayé l'éducation, et puisqu'on n'en connaît pas assez les habitudes.

§ XXXIV. L'anatomie comparée peut nous conduire à

quelque principe incontestable sur les limites de l'intelligence dans les animaux inférieurs. La concentration cérébrale du système nerveux, et la pluralité d'organes sensibles, constituent la condition organique essentielle de l'intelligence : on voit, en effet, ces deux conditions toujours réunies ; dans les animaux à cerveau il y a toujours plus d'un organe sensible, et cela est avéré jusqu'aux insectes. Quand on se souvient que le cerveau dégrade depuis l'homme jusqu'aux insectes, et qu'il commence à disparaître dans les vers, les radiaires et les polypes (§ XXV.); on peut décider que la perfection, la dégradation, ou la nullité du cerveau annoncent la condition principale de la perfection, de la dégradation, ou de la nullité de la faculté intellective. Les polypes et les autres animaux qui n'ont aucun vestige de cerveau, ni pluralité d'organes sensibles, ne peuvent jouir de la faculté comparative et volitive qui nécessite la pluralité et la concentration des sensations. Ils ne peuvent donc avoir d'intelligence.

A. Ainsi, on peut conclure que la dégradation de l'intelligence corrrespond à la décomposition, diminution, et imperfection du cerveau ou sensorium et des organes sensibles ; et la nullité absolue de l'intelligence tient à l'absence totale d'un sensorium ou centre sensitif. Ces animaux vraiment ont presque tout-à-fait entières leurs facultés vitales, reproductives, digestives, dans chaque point, dans chaque section de leur corps (1).

§ XXXV. Mais quoique un animal soit doué des conditions organiques requises pour l'intelligence, il ne peut pas en atteindre le comble, s'il ne se trouve parmi des circonstances opportunes ; car celles-ci peuvent occasionner le développement et les modifications de l'organisme, et par

---

(1) L'observation dernièrement émise, que les polypes ont aussi des organes reproductifs locaux, en général sous la bouche, n'a pas encore obtenu l'assentiment unanime des Naturalistes. Cependant on peut croire que ces animaux peuvent se reproduire par ovules, nonmoins que par morceaux ; comme un arbre peut se reproduire d'une semence, ainsi que d'une branche ou d'une feuille vivantes, détachées d'un arbre de la même espèce. La faculté reproductrice spontanée, se retrouve jusque dans les membres des reptiles en général.

conséquent des habitudes. Le docteur Lamarck établit que
« l'influence des circonstances est effectivement en tout
temps et partout agissante sur les corps qui jouissent de la
vie.... A mesure que les circonstances d'habitation, d'exposition, de climat, de nourriture, d'habitude de vivre, etc.
viennent à changer, les caractères de taille, de forme, de
proportion entre les parties, de couleur, de consistance,
d'agilité et d'industrie changent proportionnellement. » En
résumé donc, les circonstances influent sur l'organisation et
sur l'habitude. N'est-ce pas l'éducation, l'émigration, etc.
qui ont tant modifié la forme, l'habitude et le penchant d'un
animal, dont l'original est si rapproché du loup méchant et
presque indocile? N'est-ce pas l'avarice et la cruauté du
paysan, ainsi que le peu de convenance de climat et de
nourriture, qui ont défiguré et hébété un des plus beaux et
des plus vifs quadrupèdes de l'Arabie? Ne sont-ce pas les
circonstances de la société qui ont amené et amènent les
progrès de l'esprit humain tant en bien qu'en mal?

§ XXXVI. Les modes d'agir des animaux en général ne
sont pas une mesure toujours exacte des degrés possibles de
leur intelligence; parce que l'imperfection de celle-ci peut
tenir non-seulement à l'imperfection du sensorium, ou des
organes des sens, ou au manque de circonstances opportunes; mais quelquefois à l'imperfection des organes de l'expression, des actions, etc. : de même qu'on aurait bien tort
de croire idiots des aveugles-nés, des sourds-muets, les
aphones, si ceux-ci jouissent d'ailleurs d'un cerveau bien
organisé; car dans ce cas il n'y aurait que le défaut ou l'imperfection des organes propres à l'expression convention-
nelle, ou de ceux des mouvemens volontaires, ou bien le
défaut ou l'imperfection des organes propres à introduire
les idées. La facilité qu'ont la pie, le perroquet, d'articuler
leur voix, n'annonce pas leur intelligence plus grande que
celle de l'ourang, qui a plutôt une imperfection des organes
vocales qu'une infériorité d'intelligence.

§ XXXVII. Il est incontestable que des indices d'intelligence dans la série des animaux correspondent jusqu'à un

certain point aux différences d'organisation du systeme nerveux. Nous ne pouvons considérer que la surface de l'orga ·
· nisation ; cependant on ne doit pas déroger à l'organisation
intime et profonde du système sensile en général , et particulièrement du cerveau , dans les fonctions intellectuelles.
Il est hors de doute que l'organisation commence dans les
élémens des matières organisées; et pour cela, on devrait
évaluer d'abord l'organisation intime et élémentaire ; qu'on
peut cependant supposer, faute d'une démonstration pra-
tique.

A. Les rapports constans de l'organisation même grossière et superficielle, avec les fonctions intellectuelles, nous
prouvent la nécessité d'une organisation élémentaire particulière dans le cerveau et dans tout le reste du système nerveux. Chacun des rudimens , des fibrilles élémentaires, et
chaque système et organe de l'être vivant a son degré , son
mode de sensibilité et d'irritabilité simple : l'ensemble de ces
propriétés et de ces fonctions spontanées , toujours plus ou
moins composées dans l'échelle des êtres vivans, constitue
d'abord l'instinct. « L'instinct est dans la fibre vivante de
chaque partie du corps, » dit M. Virey; c'est-à-dire les élémens de l'instinct sont inhérens aux élémens organiques.
Mais l'organisation extérieure ou superficielle du système
nerveux est un résultat correspondant et intégral de son
organisation profonde; et pour cela, elle peut servir d'indice
approximatif de la gradation organique de l'intelligence.

B. Mais, toute exacte qu'elle pourrait être, l'équation
des conditions organiques de l'intelligence, toute exquise et
parfaite qu'on pourrait en imaginer l'organisme secret et élémentaire , doit on supposer dans le mystère de l'organisation intime et élémentaire du cerveau, etc, la raison suffi-
sante de la différence énorme qui sépare l'homme de l'ourang
même, dont le cerveau, etc., par l'organisation grossière et
visible, ne diffère pas beaucoup de celui de l'homme ? ou
bien faut-il remplir ce vide immense par un principe sentant
immatériel ? Les métaphysiciens spiritualistes et les matéria-
listes les plus outrés, de tous les temps, balancent leurs

opinions. Ce n'est que la théologie qui peut couper ce nœud, et amortir là-dessus notre curiosité importune.

C. Le terme instinct peut être synonyme de celui de *nature animale.* Ils ont les mêmes fondemens organiques, les mêmes phases, les mêmes phénomènes, la même progression et succession, et produisent les mêmes résultats, ou, comme on le dit, sont dirigés au même but de la conservation et jouissance individuelle. La réaction de la nature (*molimina naturae*), comme celle de l'instinct, n'est pas toujours infaillible, tant dans l'état de santé, que dans celui de maladie : ces réactions doivent être bien surveillées et évaluées par le médecin, pour les seconder, ou les modérer, ou les accroître, ou les détourner, selon l'indication. *Hoc opus, hic labor est!*

§ XXXVIII. L'organisation ou disposition réciproque des parties intégrantes de l'organisme ne suffit pas pour l'exécution des fonctions et pour l'exercice des facultés. Dans la mort violente et soudaine, les parties, dans les premiers momens, ne perdent pas leur organisation, mais leur ton organique, leur excitabilité. Pour les fonctions intellectuelles elle est également nécessaire la force tonique (§ III.) des parties organiques de l'intelligence. Dans quelques cas d'exaltation ou ipersthénie cérébrale, idiopathique ou sympathique, comme dans des fièvres ou dans des aliénations mentales, nous voyons une exaltation ou excès d'énergie des fonctions intellectuelles. Au contraire, dans des momens de mélancolie, de faiblesse immédiatement nerveuse, de démence temporaire, le talent le plus vif peut ressembler à celui d'un imbécille. On a des exemples très-fréquens de mobilité et disquilibre de l'excitabilité dans les sympathies (*consensus morbosus*); et la thérapeutique en tire souvent le parti le plus avantageux pour l'indication contre-irritative. Le plaisir dans le goût est proportionné à l'érétisme des papilles nerveuses de cet organe, etc. La première indication pour faire revivre un homme exanimé, par exemple, d'inanition, est celle d'ériger immédiatement et par degrés la tonicité de l'estomac avec des excitans diffusibles, et non pas de l'accabler avec des alimens, etc. Donc la force ner-

veuse , ou ton organique ou excitabilité du système nerveux, et principalement du cerveau, n'a pas peu d'impor-
tance dans les fonctions intellectuelles ; et l'altération , la
mobilité , le disquilibre , etc. , de l'excitabilité nerveuse
peut altérer l'énergie , l'équilibre , l'harmonie des mêmes
fonctions.

§ XXXIX. Après avoir rédigé les caractères physiologiques et anatomiques principaux de l'intelligence , on peut
établir ceux de l'instinct. Celui-ci est borné à des mouvemens spontanés excités immédiatement par les appétits, ou
par les impressions extérieures , mais sans conscience, sans
délibération , sans détermination volitive ; il est renfermé
donc dans une vie tout-à-fait automatique. Ainsi , les actions
instinctives appartiennent aussi au système sensile et motile ,
mais privé de concentration cérébrale : la propriété de l'instinct est la sensilité et la motilité automatique ; l'expression
en est le sens purement local , et le mouvement tout-à-fait
spontané. L'instinct donc appartient d'abord à tout corps
vivant en général , mais principalement à tous les animaux acéphales. Les phénomènes purement instinctifs sont
presque des sensations et des volitions locales et excentri-
ques (§ XII.); sans sensation et volition proprement dites,
ou centrales.

A. Les céphalés peuvent aussi exécuter des actions instinctives, c'est-à-dire sans délibération. Les mouvemens
par exemple du nouveau-né ne sont qu'instinctifs ; peu à
peu les impressions occasionnent la sensation , le jugement ,
la délibération , et les mouvemens deviennent voulus, délibérés, libres. Ainsi, les premières actions ici sont instinctives, non par l'absence, mais par le peu de développement
du sensorium. Dans les imbécilles , les idiots , les actions
peuvent être instinctives par imperfection du sensorium.

§ XL. Le caractère organique principal de l'intelligence
est le sensorium, point central commun du système nerveux. Le caractère organique de l'instinct est la nullité d'un
sensorium. Les acéphales donc sont exclus de l'intelligence ,
et sont bornés à l'instinct stationnaire, par condition orga-

nique. L'intelligence ne peut être ébauchée, que chez les animaux qui commencent à offrir un système nerveux concentrique ou cerveau ; c'est-à-dire on peut entrevoir quelque trait anatomique et physiologique d'intelligence élémentaire, et la plus incomplette par exemple dans les insectes en général, et dans tous les autres animaux supérieurs invertèbrés, jusqu'aux vertèbrés, où ces traits sont de plus en plus prononcés et complexes.

a. La présence d'un cerveau donc, comme disposition organique ou possibilité d'intelligence, peut offrir le caractère exclusif de l'animalité, et celui-ci pour cela pourrait exclure tous les autres, qui sont équivoques et contestables. On pourrait donc considérer comme animaux proprement les seuls céphalés, chez lesquels cependant l'animalité a toujours ses nuances. C'est à grande raison que MM. Duméril et Blainville prennent du système nerveux le caractère principal dans le système zoologique. L'animalité s'exténue et disparaît dans les acéphales (apathiques de M. Lamarck); et ceux-ci font une transition naturelle aux plantes, sous le rapport de la sensilité.

b. Vu la distance énorme de l'intelligence de l'homme à celle des autres animaux, on marque le degré suprême de l'intelligence de l'homme à préférence par le titre de *raison.* Celle-ci n'a pas moins ses nuances remarquables du génie, des talens, de l'imbécillité.

A. Dans la progression ascendante des animaux céphalés, depuis l'insecte par exemple, les organes rudimentaires et les fonctions initiales de l'intelligence se multiplient et se composent de plus en plus jusqu'au plus haut degré de perfection dans l'homme ; tandis que depuis l'homme au contraire, c'est l'instinct qui prédomine jusqu'aux polypes, chez lesquels il commence à se rendre tout-à-fait absolu et stationnaire, et va aboutir à la manière de vivre du nymphaea, de la mimosa, de la dionaea, etc., et va toujours se simplifiant jusqu'aux plantes les plus brutes ; enfin, il se réduit à son radical, à sa forme élémentaire et universelle de l'attraction dans les corps dits inorganiques.

B. Puisque la sensilité quelconque est la faculté organique fondamentale de l'intelligence et de l'instinct, puisque l'instinct est comme le terme simple de la sensilité, et que l'intelligence dans l'homme en est le terme le plus composé ; ou peut imaginer que l'instinct est comme l'ébauche ou avorton de la raison dans les autres animaux ; comme l'embrion et l'enfance de la raison dans l'enfant ; et que la raison dans l'homme est comme le complément, l'évolution totale de l'instinct. S'il était permis d'employer ici le langage mathématique, on pourrait représenter la sensilité radicale par x ; la série $\frac{x}{2}, \frac{x}{3}, \frac{x}{4}, \ldots$ pourrait exprimer la gradation de l'instinct, depuis les premiers animaux acéphales jusqu'aux plantes mêmes ; et la série $2x, 3x, 4x, \ldots$ les nuances de l'intelligence dans les céphalés jusqu'à l'ourang ; et dont la puissance $4x^n \ldots$ indiquerait le degré suprême de l'intelligence de l'homme ou la raison.

§ XLI. L'instinct n'est pas toujours infaillible comme on l'a exagéré. Un enfant tombé dans l'eau, par exemple, pour ne pas se noyer fait des efforts irréguliers, qui, au contraire, le perdent. Une irritation aux yeux, etc., sollicite l'homme à les frotter pour s'en soulager, et il ne fait que l'accroître : voilà des mouvemens spontanés ou instinctifs, qui sont erronés. Le genre equus mange inconsidérément le conium maculatum, qui pour lui est un poison. Le cuculus va déposer quelquefois érronément ses œufs dans le nid d'oiseaux non insectivores, et ses petits en conséquence en meurent de faim. La musca vomitoria va pondre quelquefois erronément dans l'arum putrifié, ou dans la fleur de la stapelia, où ses larves meurent, faute de nourriture convenable, c'est à-dire de viande pourrie. Les oiseaux et autres animaux qui se laissent attraper par des voix, des sons, des alimens faux, prouvent que l'instinct n'est pas toujours infaillible ; comme malheureusement il y a des marques de faillibilité de la raison dans l'homme.

§ XLII. Les actions spontanées, excitées d'abord par les appétits, appartiennent à l'instinct proprement inné ; mais des actions nécessitées par des circonstances extérieures peuvent se rendre habituelles, et constituer un instinct acquis et transmissible : car la modification fréquente et monotone des mêmes actions. amène peu à peu celle des organes; comme la modification des organes amène à son tour celle des fonctions. Et puisque la modification contractée des organes principaux particulièrement, peut se transmettre à la postérité, elle peut donc transmettre aussi la modificabilité des actions spontanées, laquelle est le germe de l'instinct acquis. Ainsi, les habitudes des animaux aborigènes, nécessitées pas les circonstances externes, ont pu se transmettre avec la modification de l'organisme. « Ainsi, les facultés acquises se propagent par la génération et deviennent héréditaires », dit Fréd. Cuvier.

a. Les animaux ne manquent pas de traditionalité par laquelle des petits, qui, dès leur naissance, n'ont pas assez de décision, de facilité, ni de précaution dans leurs premières actions (quoiqu'on en pense différemment), apprennent par l'exemple, la voix, les attitudes, etc., de leurs parens et d'autres animaux congénères à connaître, à chercher, à saisir, à éviter des objets relatifs à leurs sensibilité, ou, comme on le dit, relatifs à leur conservation. L'expérience donc peut aussi les instruire, selon l'étendue de leur intelligence et la durée de leur vie.

b. Des animaux sociables, comment pourraient-ils l'être, sans se communiquer leurs idées ? N'ont-ils pas les moyens de s'entendre? Les hirondelles accourent pour refaire à la hâte le nid défait d'un autre couple, dont la femelle est prête à pondre, et qui fait retentir l'air de ses plaintes: les fourmis se donnent l'avis d'une provision à piller ; les abeilles s'entre-aident pour exporter de leurs ruches les cadavres d'autres abeilles, pour attaquer leurs ennemis, etc. Condillac, malgré qu'il refuse aux bêtes la faculté traditionale, en parlant des signes abstraits, dit : « Or les bêtes n'ont pas, ou du moins *ont fort peu* l'usage de ces signes. Il convient aussi que les animaux apprennent par expérience.

c. « Il est certain (a écrit le profess. Geoffroi St.-Hilaire) que, quoique les animaux naissent avec un instinct déterminé, ils le modifient pourtant selon que changent autour

(45)

d'eux les localités et les êtres au milieu desquels ils se trou‑
vent. » Le prof. Lamarck a fait une observation allusive à
ce propos. (§ XXXV.)

d. Enfin, les céphalés en général ne manquent pas de
mémoire, d'éducabilité, de faculté délibérative, mais tou‑
jours élémentaires, plus ou moins avancées, et proportion‑
nées au petit nombre et à la perfection relative de leurs
idées. Les animaux sociables ont des égards réciproques,
soit en ne s'offensant pas, soit en se défendant mutuelle‑
ment contre leurs ennemis, soit en surveillant à la sûreté com‑
mune, soit en s'entre-aidant dans leurs travaux, etc., et ce
ne sont pas des actions tout-à-fait automatiques. Aussi les
animaux sociables ont-ils l'ébauche d'une liberté civile?

§ XLIII. L'instinct et l'intelligence ne peuvent pas naître
des idées innées : ils ont une faculté commune inhérente à
l'organisation. Les dispositions et les instrumens organiques,
les causes excitatrices internes et externes, le mécanisme et
le but de l'instinct et de l'intelligence en général et de la
raison en particulier, sont les mêmes : leur différence ne
consiste que dans le nombre, la complication, la propor‑
tion, le perfectionnement, l'énergie, et l'opportunité des
conditions organiques et des circonstances extérieures. La
grenouille est carnivore, et sa larve est frugivore ; la larve
de l'hydrophyle est carnivore, et son insecte parfait est
phytophage : ces deux larves sont tout-à-fait aquatiques, et
ses animaux parfaits sont amphibies : c'est parce que, par
leur métamorphose, ils changent les conditions organiques,
et par conséquent les appétits de leurs systèmes alimentaires,
respiratoires, etc.; en un mot, ils changent leurs habitudes.
Le nouveau-né humain commence par être ébloui des im‑
pressions extérieurs, à ramper et à marcher en chancelant,
à chercher à tâtons ; peu à peu avec l'évolution de son orga‑
nisation, il se dispose jusqu'à mesurer la distance des astres,
à en évaluer la pesanteur, la densité, etc. Donc l'instinct
et la raison ont le même dessein, la même base, la progres‑
sion même de l'organisme. J'aperçois une transition de l'ins‑
tinct à l'intelligence, et non pas une antithèse d'essence qui
puisse les rendre incommensurables.

§ XLIV. Je suis bien loin d'imaginer et d'énoncer une gradation suivie, une série non interrompue, une progression continue des facultés organiques de l'instinct et de l'intelligence, depuis les plantes, les infusoires, les polypes, etc., jusqu'aux Aristote, aux Leibnitz.... Elle est démentie par des interruptions qu'on trouve dans la série des animaux, et même par une sorte d'inversion d'organisation parmi la plupart des plantes et quelques animaux des dernières classes : ainsi il y a des plantes dioïques et des animaux androgynes; il y a des animaux qui se reproduisent par bouture, et des végétaux qui ne se reproduisent que par des œufs ou graines fécondées. Je ne dissimule pas la distance énorme entre l'intelligence de l'homme et celle même de l'ourang, qui lui paraît si contigu par son organisation visible. Je n'ignore pas le vide immense qui sépare la perfectibilité de l'homme de celle même des autres animaux vertébrés. Je n'ose pas rapprocher la salutation du corbeau à Auguste, du panégyrique de Pline à Trajan; ni les talens de l'oiseau-moqueur, de celui de Pylade et de Bathille; ni la docilité des chevaux de Franconi de celle des disciples de M. Sicard. Je dis seulement, que le dessein organique de l'intelligence et de l'instinct est le même ; quoique l'intelligence soit la plus éminente dans l'homme, très-dégradée dans les vertébrés, très-petite dans les insectes, enfin nulle dans les animaux inférieurs : et pour cela, les facultés organiques de l'intelligence de l'homme et celles des autres animaux ne sont pas incommensurables. Du degré le plus éminent de la raison au plus bas de l'instinct stationnaire, il y a une progression, plus ou moins interrompue, d'organisation. Enfin toutes les facultés et tous les attributs de l'intelligence ont leurs élémens, leurs rudimens, leurs ébauches plus ou moins composées dans tous les animaux. L'instinct de la construction dans le castor, de la musique dans le serin, de la ruse dans le renard,... ne serait-il pas une fraction infiniment petite du talent de Bonarota, de Rameau, d'Ulysse?. . N'observons-nous pas des gradations remarquables de l'intelligence, même dans les variétés et les individus même divers de l'espèce humaine ? Un idiot ne peut pas comprendre le premier axiome d'Euclide, et Pythagoras démontre le second théorême 47e. Si on remarque quelque perfectionnement stationnaire dans les travaux des abeilles, des araignées, des oiseaux, ne remarquons - nous pas aussi en général un état d'immobilité dans l'esprit des Oriéntaux ? Depuis la fleur du tulipa, depuis le poisson cobitis, etc., qui pressentent, et annoncent par des mouvemens extraor-dinaires les orages, jusqu'à Halley, qui par une série de calculs prédit le retour des comètes; et depuis les vagisse-mens de l'enfance, jusqu'aux traits pathétiques des Philip-piques et des Catilinaires, on peut apercevoir un jeu tou-jours et de plus en plus compliqué de sensilité; on entrevoit une transition et une progression plus ou moins interrompue de l'instinct le plus automatique au degré le plus transcen-dant de l'intelligence et de la raison.

§ XLV. Puisque dans les céphalés on retrouve les rudi-mens des facultés et les élémens des fonctions intellectuelles de plus en plus composés, exquis, et parfaits ; on peut con-clure que le caractère physiologique privatif de l'homme n'est pas la possession exclusive de quelqu'une de ces facul-tés, mais plutôt le degré le plus avancé d'extension, de com-position, de perfectionnement et de co-ordination de celles-ci, lesquelles conditions constituent la plus grande perfec-tibilité.

A. Les autres animaux n'ayant qu'une petite dimension à remplir, savoir, n'ayant qu'un petit nombre d'appétits à satisfaire, d'idées à acquérir, et de mouvemens à exécu-ter, ils ont pu se rapprocher du terme de leur perfectibilité. L'homme, au contraire, parcourant l'asymptote fatale des catastrophes, a bien pu parcourir une grande partie de sa perfectibilité, jusqu'à nos siècles féconds en funestes occa-sions d'exploiter les ressorts nombreux de son intelligence; mais il est encore bien loin de fixer ses habitudes, d'assouvir sa curiosité, d'épuiser son intelligence.

B. Lactance ne distingue l'homme des bêtes, que par le sentiment de la religion; Hutton, et Fréd. Cuvier, par la faculté de réfléchir. Or la religion est suggérée par la réflexion même ; et celle-ci n'est qu'une formule d'abstraction, dont la faculté élémentaire ne manque pas aux autres animaux intelligens. Ainsi, ces énonciations rentrent dans la mienne ; c'est-à-dire, la différence ne consiste que dans le maximum et le minimum d'intelligence (§ XLV).

. *a.* Comme l'idée quelconque de Dieu est le résultat d'un degré élevé de réflexion , elle appartient exclusivement à l'homme ; malgré ce qu'un zèle trop outré a dit de la religion des bêtes. Il est facile encore à concevoir, que la persuasion de l'existence de Dieu s'accroît avec la progression de l'intelligence. L'homme simple de la nature se crée par sa réflexion une idée de Dieu, et une religion ; qui cependant peut dégénérer en superstition ou en fanatisme. Un demi-savant, ou méchant peut méconnaître un Dieu, pour détester les absurdités du fanatisme et de la superstition, ou pour trouver sous l'athéisme l'impunité de ses crimes. L'homme qui a l'étendue et la profondeur possible des connaissances sur les détails , l'harmonie, et la magnificence de l'univers , et qui a toute la pureté de sa raison et de sa morale, peut *sentir* l'existence du Créateur. C'est même l'étude de la Nature qui démontre l'existence de Dieu aux Newton, aux Derham , aux Pasqual,...... « Une fausse science fait les athées ; une vraie science prosterne l'homme devant la Divinité. »

C. Si le genre humain exerce toujours la versatilité de son organisme, s'il hâte le développement de ses facultés, marche-t-il en même temps tout droit vers son véritable bonheur ? Jusqu'à ce que l'homme attente aux droits, c'est-à-dire ; à la sensibilité morale des autres, le développement progressif de son intelligence ne fait qu'augmenter ses maux , au lieu de les prévenir. Qu'on ramène les actions, les lois, les idées à l'empire, au conseil, au flambeau de la raison : sans la sanction de celle-ci, les idées sont fausses, les actions mauvaises, les lois injustes ; et le bonheur ne peut être que particulier, illusoire, ou éphémère. La raison est la seule garantie d'une félicité légitime, générale, et permanente ; comme elle est la source la plus précieuse qu'a prodigué à l'homme un Dieu plein de sagesse et de bonté.